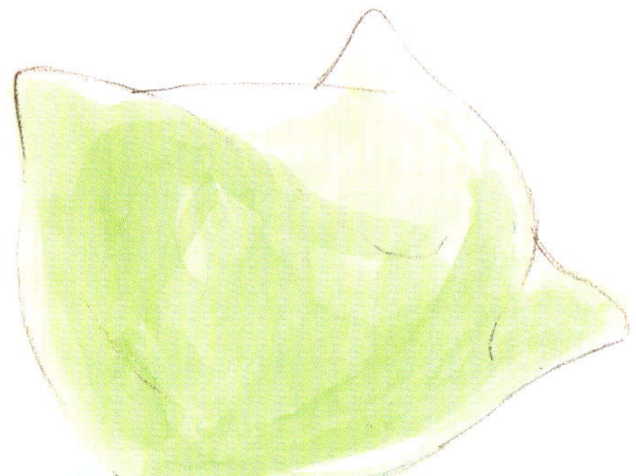

Uschi & Ronny Moriabadi

Ganz ruhig bleiben

blv

Inhalt

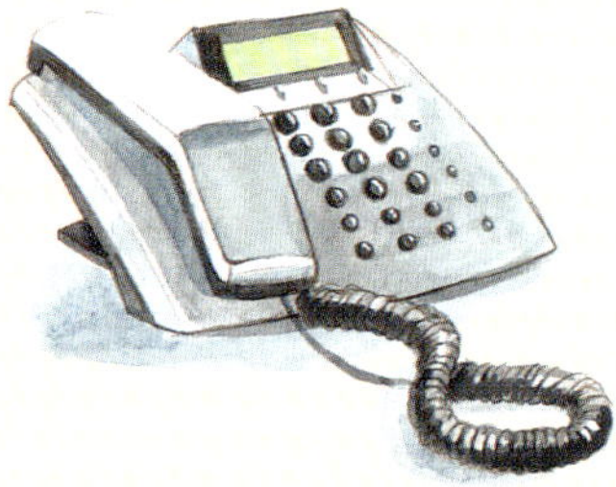

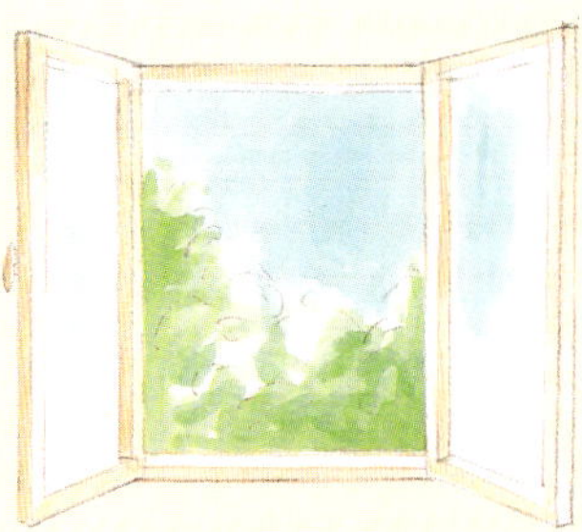

Am Arbeitsplatz

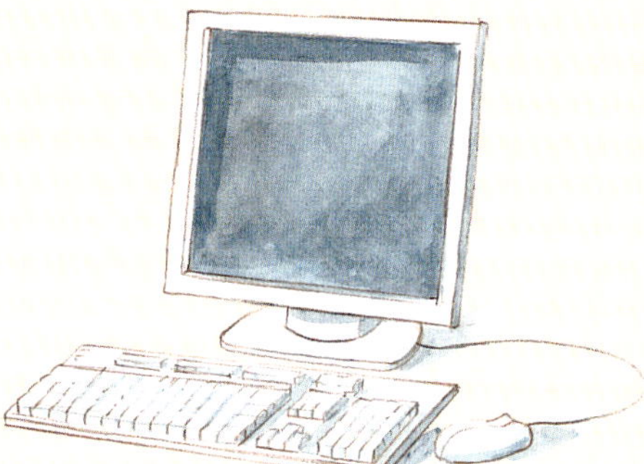

Das Telefon klingelt, der Chef wartet auf Unterlagen, permanent gehen E-Mails ein, auf die Sie schon lange gewartet haben, ... und eigentlich wollten Sie heute etwas früher das Büro verlassen, weil Sie dringend den Kühlschrank auffüllen und die Wäsche erledigen müssen und auf dem Nachhauseweg noch schnell (!) ein Geburtstagsgeschenk besorgen wollen.
Wie soll man denn da ruhig bleiben?!
Ganz einfach: Gönnen Sie sich kurze Pausen, um einmal tief durchzuatmen, und planen Sie weniger ein – immer eins nach dem anderen.

Tief Luft holen

Die Atmung ist die Verbindung zwischen Körper und Geist. Haben Sie darüber schon einmal nachgedacht? Ist Ihnen Ihre Atmung überhaupt bewusst? Spüren Sie Ihre Atmung? Führen Sie bitte einmal die folgende Übung aus:

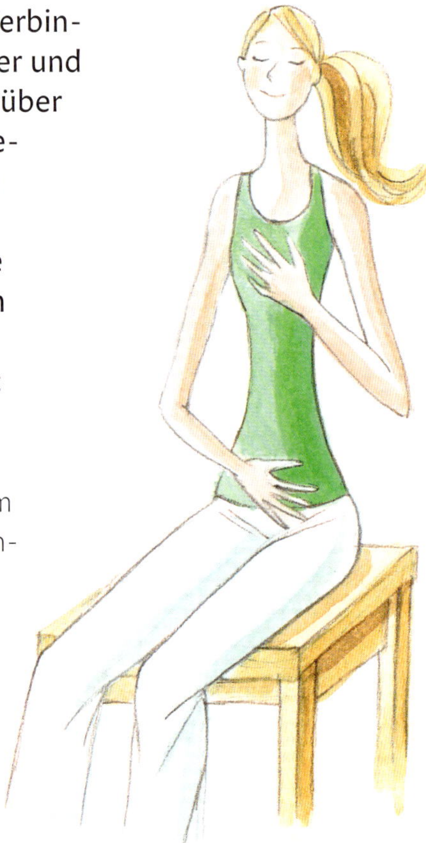

Setzen Sie sich bequem auf einen Stuhl und lehnen Sie Ihren Rücken aufrecht an. Legen Sie eine Hand mit gespreizten Fingern auf den unteren Bauch und die andere auf Ihr Brustbein.

Schließen Sie Ihre Augen und lenken Sie all Ihre Gedanken in Ihren Körper. Beobachten Sie Ihre Atmung:

- Wie fühlt sie sich an?
- Ist die Atmung schnell oder langsam, gleichmäßig oder unregelmäßig?
- Wo findet Bewegung während des Atmens statt?
- Hören Sie den Luftzug beim Ein- und Ausatmen?
- Fühlt sich die Luft beim Atmen warm oder kalt an?

Mit dem Einatmen gelangt der lebensnotwendige Sauerstoff in unser Blut und wird zu den Organen und in unser Gehirn transportiert. Je besser es mit Sauerstoff versorgt ist, desto besser ist unsere Konzentrations- und Leistungsfähigkeit. Gönnen Sie sich während des Alltags ganz bewusste Pausen, um dem Ein- und Ausatmen nachzuspüren.

Viel frische Luft

Für diese Übung gehen Sie am besten hinaus an die frische Luft. Ist das nicht möglich, tut es auch ein geöffnetes Fenster.

- Grundstellung: Sie stehen aufrecht in einer bequemen Position. Die Arme hängen dabei ganz locker neben dem Körper.

- Dann führen Sie die gestreckten Arme, während Sie tief einatmen, zur Seite und weiter nach oben über den Kopf. Die Hände kommen dabei in die »Gebetsposition«, das heißt, die

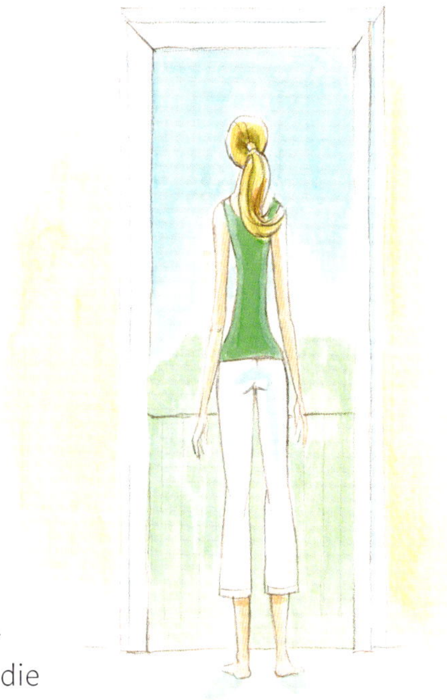

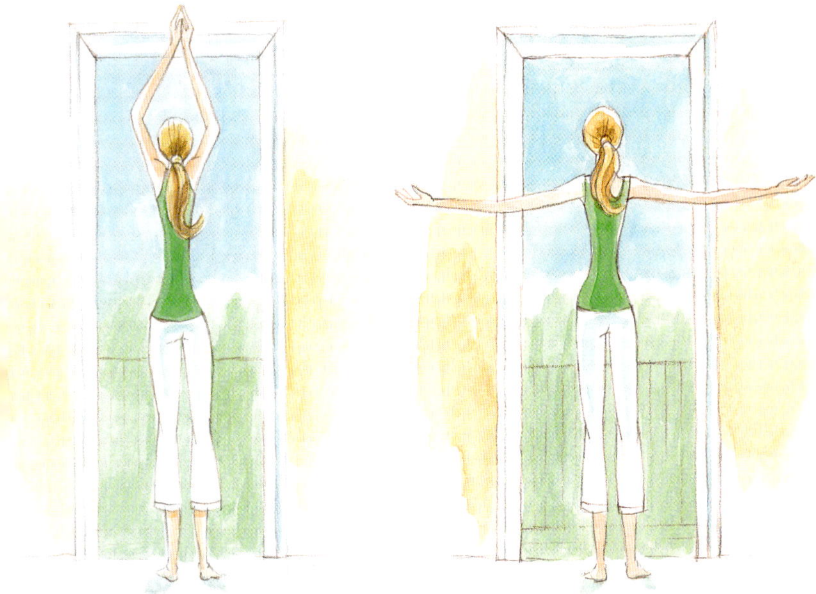

Handflächen liegen aufeinander. Strecken Sie sich dem Himmel und der Sonne entgegen. Schauen Sie nach oben zu Ihren Händen.

- Mit dem Ausatmen führen Sie die gestreckten Arme über die Seite nach unten und kommen so wieder in die Grundposition.

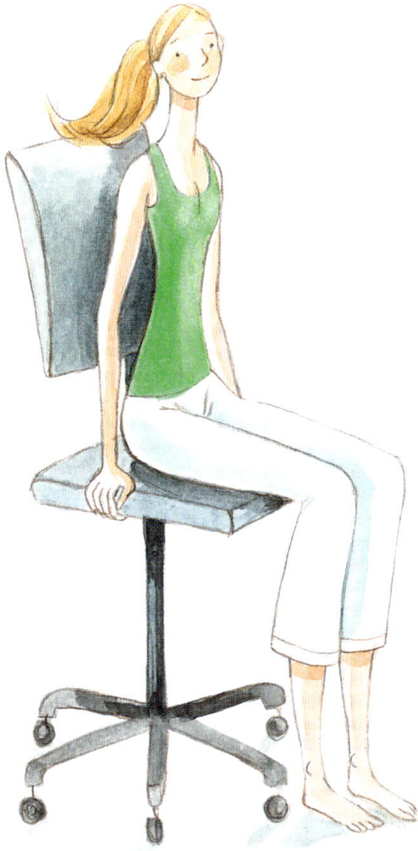

Ganz entspannt

Wenn Sie wieder dieser unangenehme Spannungsschmerz im Nacken- und Schulterbereich überfällt, sollten Sie sich für die nächste Übung ein paar Minuten Zeit nehmen.

- Setzen Sie sich auf die vordere Kante eines Stuhls. Lassen Sie die Arme neben dem Körper hängen und umfassen Sie mit beiden Händen seitlich die Sitzfläche. Richten Sie den Oberkörper auf und stützen Sie sich auf dem Stuhl fest ab, sodass sich Ihr Gesäß ein bisschen von der Sitzfläche abhebt. Die Arme sind dabei leicht gebeugt, die Handgelenke bleiben fest und die Schultern ziehen nach unten.

- Dann setzen Sie das Gesäß wieder auf der Sitzfläche ab.

- Atmen Sie im Sitzen ein und beim Abstützen, das heißt beim Anheben des Gesäßes, aus.

Locker in der Schulter

Spüren Sie oft Verspannungen in Nacken und Schulter? Dann sollten Sie diese Übung mehrmals täglich durchführen.

- Setzen Sie sich auf die vordere Kante Ihres Stuhls. Der Rücken ist aufgerichtet und die Arme hängen locker neben dem Körper. Halten Sie Ihren Kopf in Verlängerung der Wirbelsäule und schauen Sie geradeaus nach vorn.

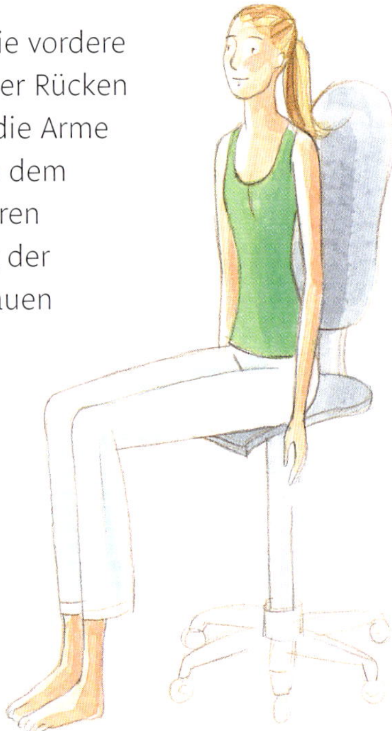

Diese Übung bringt Ihnen in kürzester Zeit Entspannung und Frische. Probieren Sie es aus!

- Ziehen Sie beim Einatmen die Schultern weit nach oben zu den Ohren. Beim Ausatmen schieben Sie die Hände, Arme und Schultern kräftig in Richtung Boden. Machen Sie Ihren Hals lang!

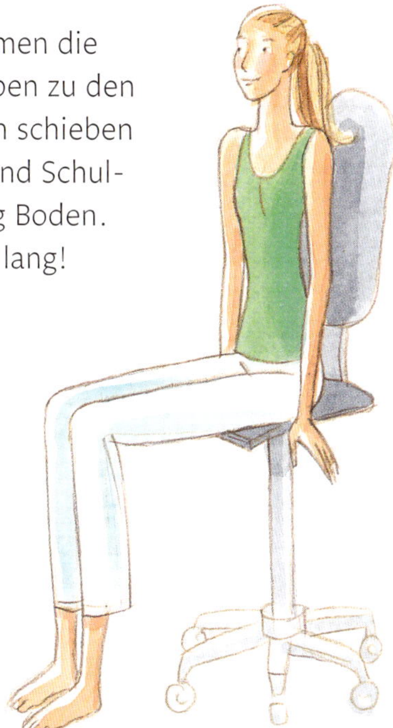

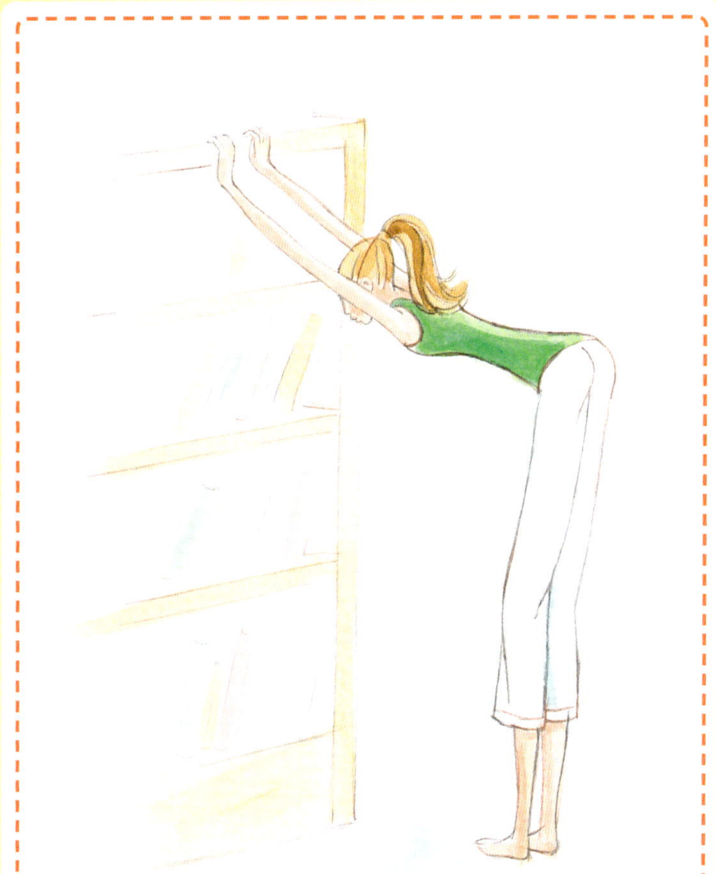

Lang machen

Die folgende Übung lindert Beschwerden, die durch langes Sitzen entstehen.

- Stellen Sie sich mit einem Abstand von etwa einem Meter vor Ihr Büroregal. Die Beine sind hüftbreit geöffnet, die Füße stehen parallel.
- Beugen Sie nun die Beine, bringen Sie Ihren Oberkörper aus der Hüfte heraus nach vorn und legen Sie Ihre Hände auf einen Regalboden auf Brusthöhe. Halten Sie den Rücken gerade und ziehen Sie ihn lang, indem Sie Ihr Steißbein in Verlängerung der Wirbelsäule nach hinten schieben. Bleiben Sie 30 bis 40 Sekunden in dieser Dehnposition.
- Rollen Sie Ihre Wirbelsäule über einen runden Rücken wieder in die aufrechte Standposition. Beim Aufrollen lösen Sie die Arme langsam vom Regal.

Der Kopf wird leicht

Kennen Sie das, wenn Sie überall und immer gefordert werden und sich diese Anspannung im ganzen Körper breitmacht? Auch wenn Sie die äußeren Umstände nicht ändern können, lohnt es sich in diesen Situationen, sich zurückzuziehen und die folgende Stirnmassage auszuführen.

- Suchen Sie sich eine angenehme Sitzposition. Das kann der Schneidersitz sein oder auch das Sitzen auf einem Stuhl. Legen Sie die Arme auf den Beinen ab, schließen Sie die Augen und führen Sie 2 bis 3 tiefe Atemzüge durch. Dann platzieren Sie den rechten Daumen auf dem Punkt zwischen den Augenbrauen und kreisen dort mit sanftem Druck bis zu 5-mal im Uhrzeigersinn.

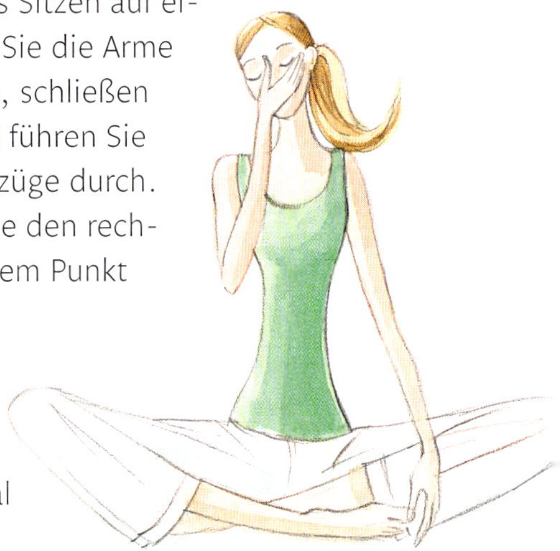

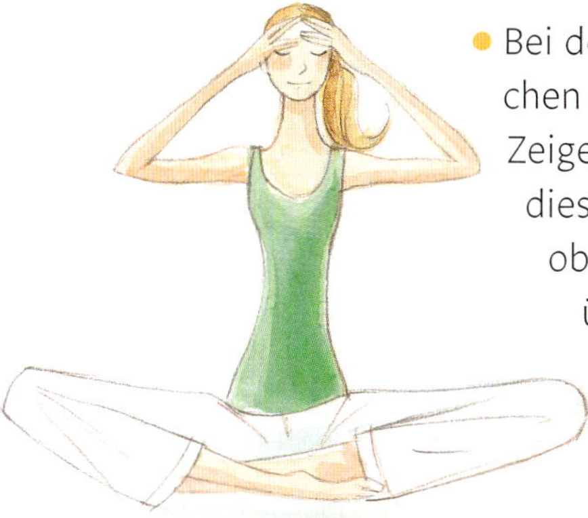

- Bei der nächsten Übung streichen Sie 3- bis 5-mal mit Zeige- und Mittelfinger von diesem Punkt ausgehend oberhalb der Augenbrauen, über die Stirn bis zu den Schläfen. Lassen Sie den Atem dabei ruhig fließen.

Die nächste Übung ist für Notfälle geeignet und kann bei Stress oder auch bei Kopfschmerzen eingesetzt werden.

- Platzieren Sie die Zeige- und Mittelfinger am Ansatz des Scheitels und die Daumen an den Schläfen. Üben Sie nun in einem gleichmäßigen Rhythmus sanften Druck auf diese Punkte aus und lösen ihn wieder. Das fühlt sich an wie eine Pumpbewegung. Sie werden bald entspannter sein.

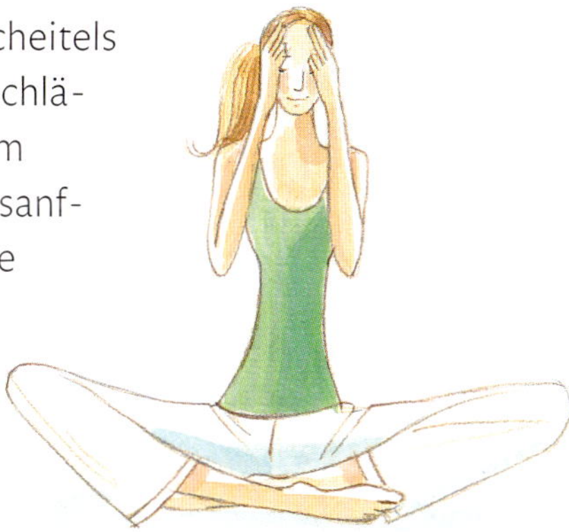

Scharfer Blick

Die Augenübung hat eine positive Auswirkung auf die Harmonisierung der beiden Hirnhälften. Nebenbei werden die Augenmuskeln gestärkt, gedehnt und Ihre Entspannungsfähigkeit wird deutlich verbessert.

Sie können die »Augenübung« im Sitzen oder im Stehen ausführen. Strecken Sie einen Arm nach vorne und lassen Sie den Daumen nach oben zeigen. Fixieren Sie ihn mit beiden Augen und folgen ihm bei der Bewegung

- nach oben,

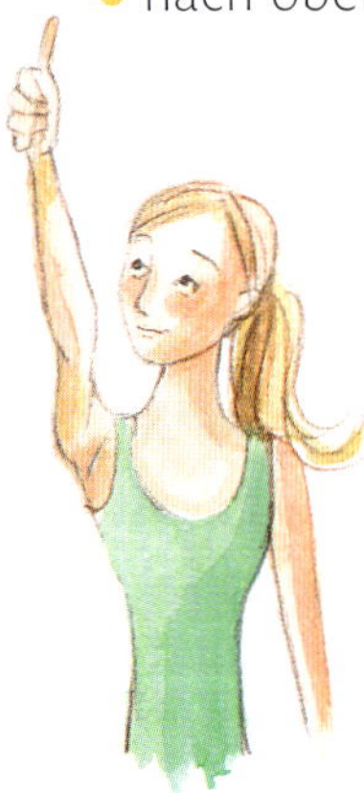

- nach unten,

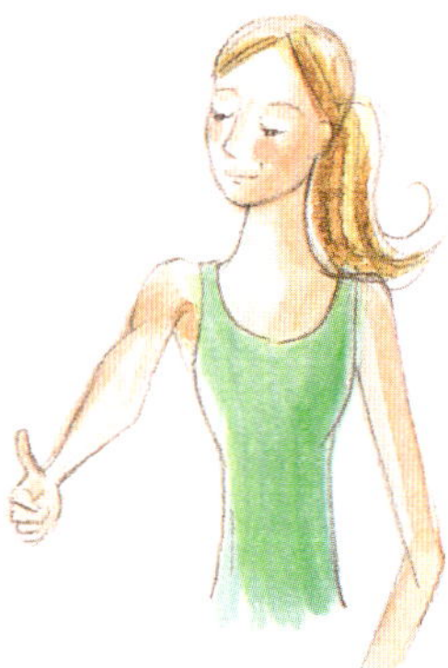

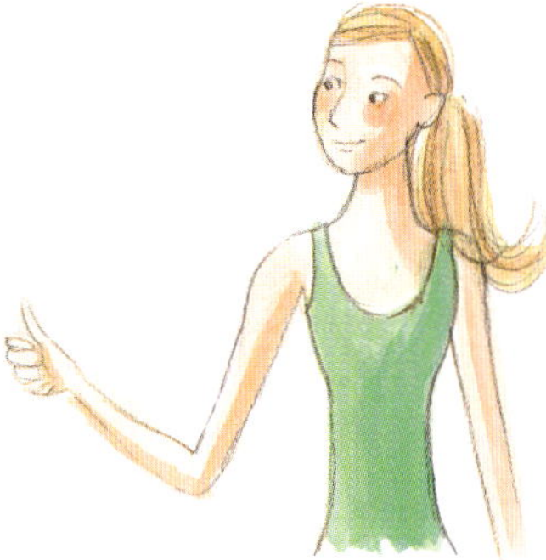

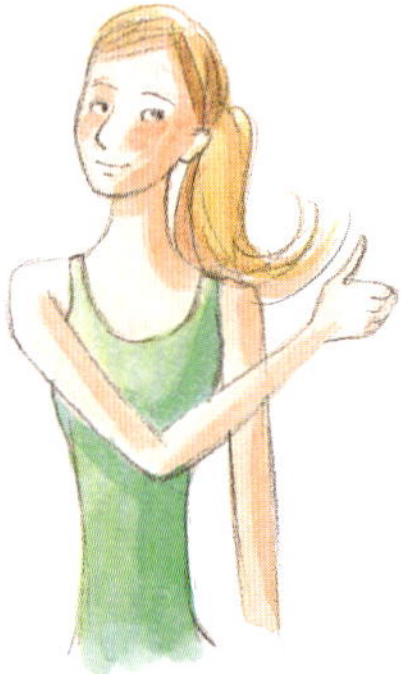

- nach rechts
- und nach links.

Der Kopf darf sich dabei nicht bewegen, es sollen wirklich nur die Augen arbeiten.
Führen Sie diese Übung bis zu 4-mal hintereinander durch. Schließen Sie für einige Minuten die Augen. Legen Sie Ihre Hände über die Augen und entspannen Sie im Dunkeln. Wiederholen Sie den Ablauf mit dem anderen Arm.

Wenn Sie viel am Bildschirm arbeiten oder Ihre Augen für eine andere Tätigkeit lange Zeit beanspruchen, kann diese Übung Verkrampfungen und in der Folge auftretenden Kopfschmerzen vorbeugen. Legen Sie alle paar Stunden eine kurze Pause ein.

Vor dem Schlafengehen

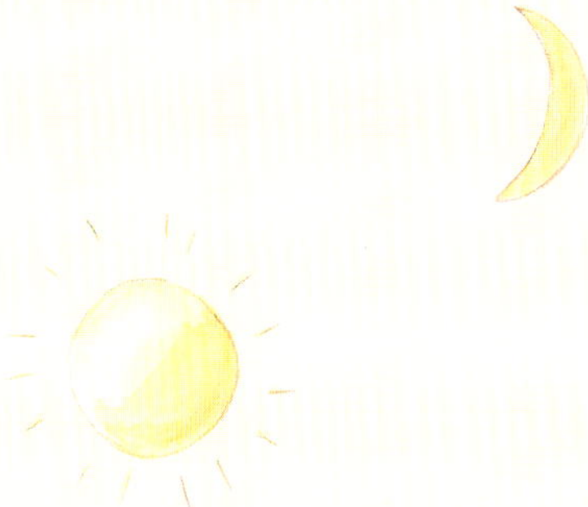

Sie haben heute im Büro wirklich viel geschafft und auch zu Hause ist kaum etwas liegen geblieben. Sie sind todmüde und würden sich jetzt gerne entspannt in Ihr Bett legen, um bis zum nächsten Morgen tief und fest zu schlummern. Doch plötzlich beginnt sich das Karussell der Gedanken im Kopf immer schneller zu drehen und Sie beschäftigen sich mit Dingen, die zu dieser Uhrzeit in Ihrem Kopf gar nichts mehr zu suchen haben. Dagegen helfen einfache Entspannungsübungen, die Ihren Kopf frei machen.

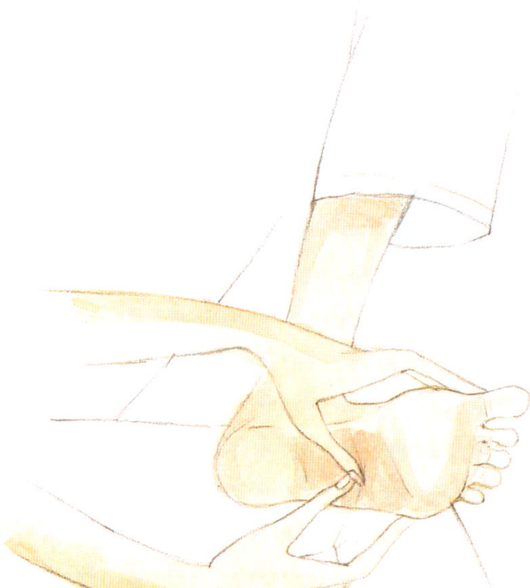

Keine kitzligen Füße ...

Eine kurze Fußmassage kann zur allgemeinen Verbesserung Ihres Wohlbefindens und zur Entspannung nach einem anstrengenden Tag beitragen.

Setzen Sie sich mit angelehntem Rücken so hin, dass Sie Ihr Bein anwinkeln und den linken Fuß mit beiden Händen bequem fassen können.
Führen Sie dann folgende Massagegriffe aus:

- Legen Sie beide Daumen auf den Großzehenballen und streichen Sie an der Innenkante des Fußgewölbes mit kreisenden Bewegungen langsam bis zur Ferse. Üben Sie dabei mit den Daumen einen leichten Druck auf Ihren Fuß aus!

- Ballen Sie Ihre linke Hand zur Faust und streichen Sie mit den Fingerknöcheln mehrmals das Fußgewölbe von oben nach unten, von den Zehen zur Ferse, aus.

- Zum Abschluss kneten Sie Ihren linken Fuß mit beiden Händen kräftig durch. Wechseln Sie dann zum rechten Fuß!

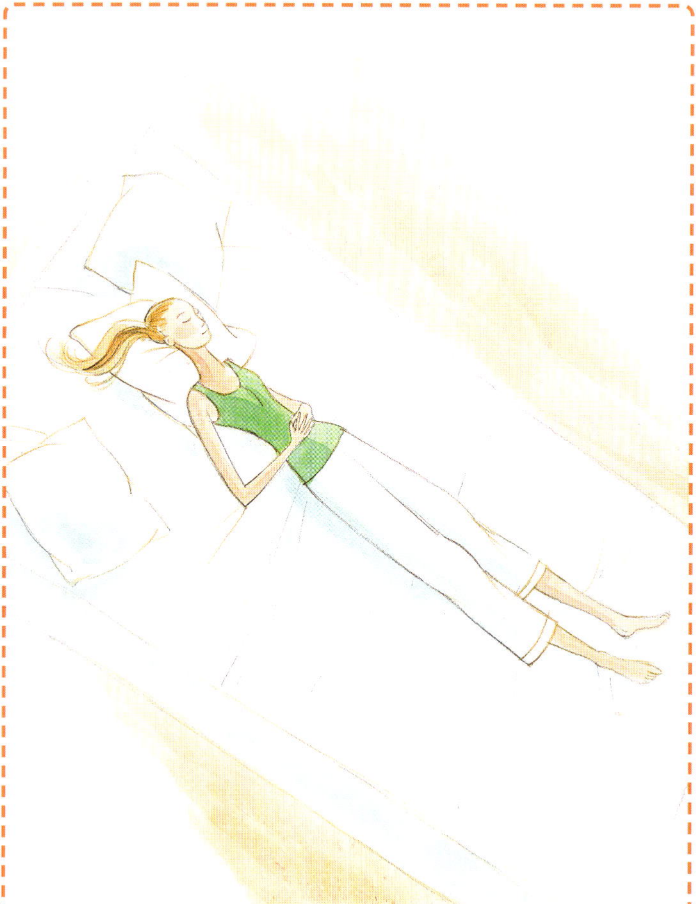

Den Bauchnabel streicheln

Diese Übung entstammt dem Qi Gong und erwärmt Ihr Energiezentrum, das ungefähr 2 Fingerbreit unterhalb des Bauchnabels liegt. Ihre Körpermitte fühlt sich nach der Übung wohlig warm an und Sie werden gelassen und ruhig.

- Sie liegen entspannt, mit geschlossenen Augen, auf dem Rücken und legen die Hände übereinander auf Ihr Energiezentrum. Richten Sie Ihre ganze Aufmerksamkeit auf diesen Punkt, atmen Sie ruhig ein und aus.

- Kreisen Sie nun mit den Händen im Uhrzeigersinn langsam um den Bauchnabel herum. Beim Einatmen beginnen Sie mit der Kreisbewegung nach rechts oben, beim Ausatmen streichen Sie nach links unten und kommen zum Ausgangspunkt zurück.

Diese Übung zum Einschlafen können Sie auch bei innerer Unruhe oder in Stresssituationen anwenden, egal ob im Liegen, Stehen oder Sitzen.

Ich bin entspannt ...

Legen Sie sich in Ihrem Bett ganz bequem auf den Rücken. Die Beine sind lang ausgestreckt und die Arme liegen entspannt neben dem Körper. Falls Sie in dieser Position Rückenschmerzen haben, können Sie nach dem Ausführen der folgenden Übung aus der Progressiven Muskelrelaxation die Beine gebeugt anstellen, um den Rücken zu entlasten. Beginnen Sie mit den Füßen:

- Ziehen Sie Ihre Zehenspitzen kräftig an und schieben Sie gleichzeitig die Fersen nach unten. Bewegen Sie dann die Fußspitzen in Richtung Boden und strecken Sie den Fußrist.
  Ablauf: 3-mal anziehen und strecken, dann locker lassen und entspannen.

- Beine und Gesäß: Spannen Sie Ihre ausgestreckten Beine fest an und kneifen Sie Ihr Gesäß zusammen. Bauen Sie die Spannung von den Unterschenkeln über die Oberschenkel bis hin zum Gesäß langsam auf. Halten Sie die Spannung für 4 bis 6 Sekunden, lösen Sie sie danach von oben nach unten.

Ablauf: 3-mal die Spannung aufbauen und locker lassen, dann entspannen.

- Bauch und Rücken: Spannen Sie Ihren Bauch an und drücken Sie gleichzeitig die Lendenwirbelsäule in die Matratze nach unten.
  Ablauf: 3-mal anspannen, locker lassen und entspannen.

- Hände, Arme und Schultern: Drücken Sie die Handflächen, Arme und Schultern fest in die Matratze.
  Ablauf: 3-mal Hände, Arme und Schultern in die Matratze drücken, locker lassen und dann entspannen.

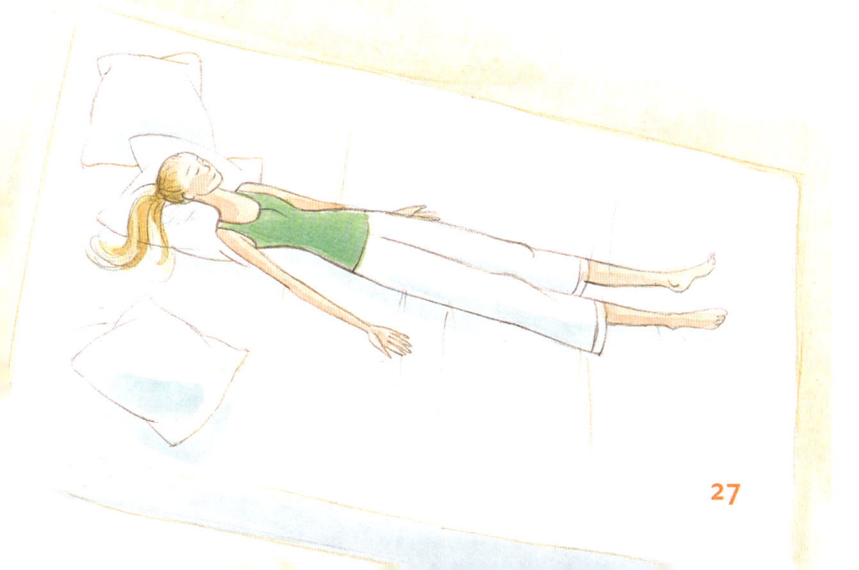

- Gesicht: Legen Sie die Stirn in Falten, indem Sie die Augenbrauen nach oben ziehen. Dann kneifen Sie die Augen fest zusammen und zum Abschluss pressen Sie die Lippen ganz fest aufeinander.
  Ablauf: Pro Übung 3-mal anspannen, Spannung halten, locker lassen und der Entspannung nachspüren.

Abschluss:
Zum Abschluss der Progressiven Muskelrelaxation gehen Sie in Gedanken noch einmal Ihren ganzen Körper durch.

Beginnen Sie bei den Füßen und »wandern« Sie mit Ihrer Aufmerksamkeit langsam über die Beine, das Gesäß, den Rücken, die Hände, die Arme und die Schultern hinauf zu Ihrem Gesicht. Spüren Sie der kompletten Entspannung in Ihrem Körper nach.

Durch die Übungen der Progressiven Muskelrelaxation lernen Sie, den Unterschied zwischen Spannung und Entspannung besser wahrzunehmen. In der Folge können Sie sich viel intensiver entspannen.

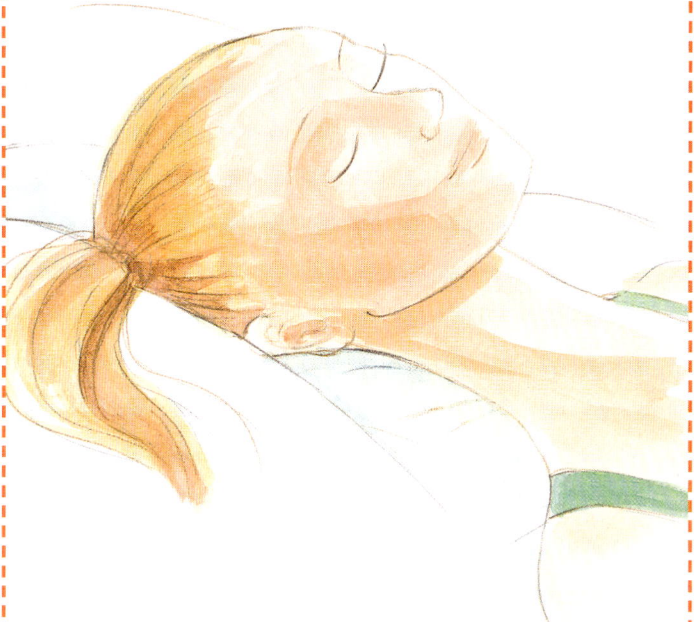

Kontra Magengeschwür

Kennen Sie das Gefühl im Magen, wenn er sich immer mehr zusammenzieht und irgendwann ein fester »Klumpen« ist? Lösen Sie am Abend die Verspannungen!

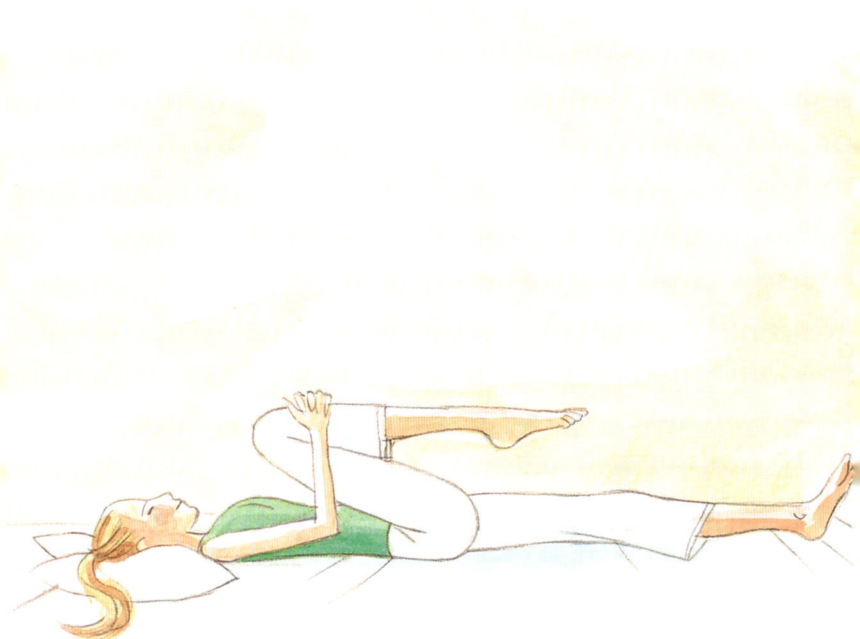

Diese Übung aus dem Yoga wirkt wie eine Massage auf Magen und Darm.

- Heben Sie in der Rückenlage Ihr rechtes Bein und halten Sie das Knie mit beiden Händen - ganz entspannt.

- Schließen Sie nun Ihre Augen und atmen Sie 5- bis 10-mal langsam und ruhig in Ihren Bauch ein - sodass sich die Bauchdecke leicht nach oben gegen Ihren rechten Oberschenkel wölbt - und wieder aus. Dabei senkt sich die Bauchdecke nach unten.

- Legen Sie dann Ihr rechtes Bein wieder zurück, spüren Sie für einige Minuten nach und wiederholen die Übung mit dem linken Bein.

(Sorgen-)Faltenfrei im Nu!

Sie können die Gesichtsmassage in der Rückenlage oder im Sitzen durchführen. Für die streichenden, drückenden und klopfenden Bewegungen werden hauptsächlich die Zeige-, Mittel- und Ringfinger in Kombination und/oder die Daumen benutzt.

- Legen Sie Zeige-, Mittel- und Ringfinger beider Hände in die Stirnmitte am Haaransatz und streichen Sie langsam nach außen zu den Schläfen, dann über die Wangenknochen nach unten zur Kinnmitte **(1)**. Üben Sie dabei leichten Druck auf das Gesicht aus!

- Zeige-, Mittel- und Ringfinger beider Hände liegen zwischen Ihren Augenbrauen. Streichen Sie diese nach außen aus **(2)**.

Helfen Sie mit etwas Öl oder Creme nach, wenn Ihre Finger dann leichter über Ihre Gesichtshaut gleiten.

- Legen Sie Zeige- und Mittelfinger beider Hände rechts und links an Ihre Nasenwurzel. Streichen Sie entlang der Nase nach unten zu den Nasenlöchern **(3)**.

- Nehmen Sie Zeige- und Mittelfinger beider Hände und klopfen Sie entlang der Jochbeine unter den Augen von innen nach außen **(4)**.

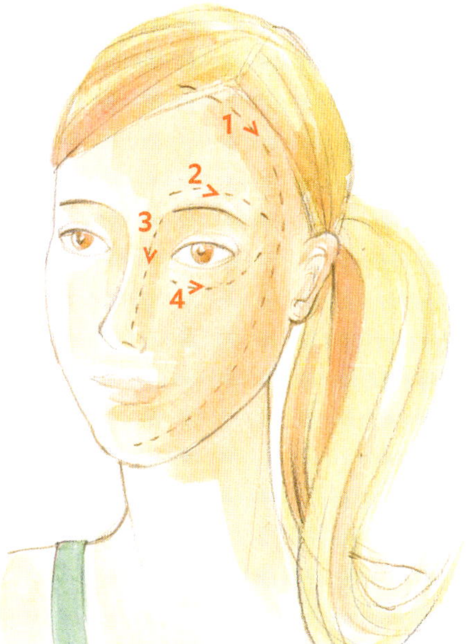

Balsam für die Seele

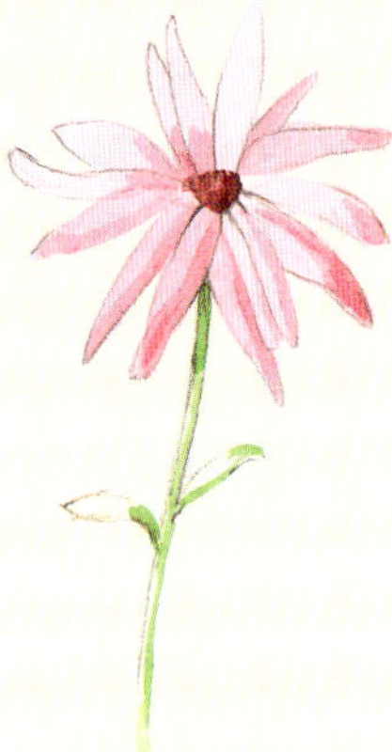

Haben Sie auch manchmal das Gefühl, jetzt und sofort muss ich mir etwas Gutes tun? Auf der Stelle soll mich die ganze Menschheit in Ruhe lassen! Das ist völlig normal, es gibt aber sehr unterschiedliche Strategien, wie »das Gute« dann aussieht. Natürlich kann man sich mit einer Tafel Schokolade (schadet der Figur) oder einem Paar Schuhe (schadet dem Geldbeutel) beruhigen. Allerdings hat das langfristig keine Auswirkungen. Was dagegen hilft, sind fernöstliche Entspannungstechniken. Probieren Sie es aus!

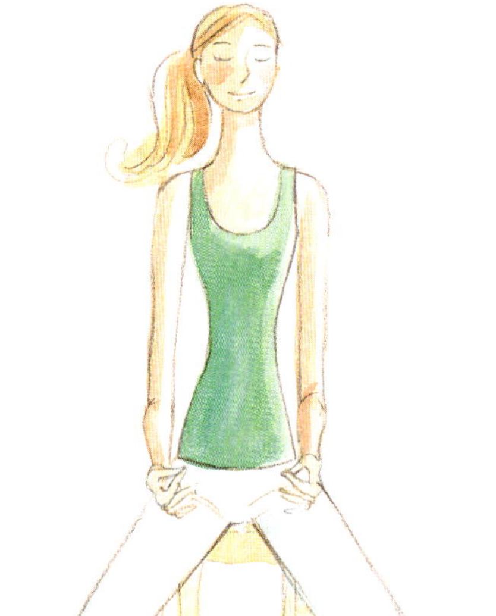

Das innere Lächeln

Fühlen Sie sich ausgelaugt, abgespannt und unruhig? Die sechs heilenden Laute aus dem Tao-Yoga können helfen.

- Trainieren Sie zunächst Ihr inneres Lächeln: Schließen Sie die Augen und denken Sie an etwas Schönes. Es wird Ihnen warm ums Herz. Von dem dritten Auge aus, dem Punkt zwischen Ihren Augenbrauen, verteilen Sie nun in der Anfangsmeditation die Freude in den Augen, über das Gesicht, den Mund, den Hals bis in die inneren Organe. Sie freuen sich so sehr, dass Sie ein kleines Lächeln spüren und Ihre Mundwinkel sich leicht nach oben heben.

- Die folgenden heilenden Laute sollten Sie zu Beginn im Flüsterton artikulieren, später ohne zu hörenden Ton.

Lunge

Mit dieser Meditation fällt alle Nervosität von Ihnen ab.

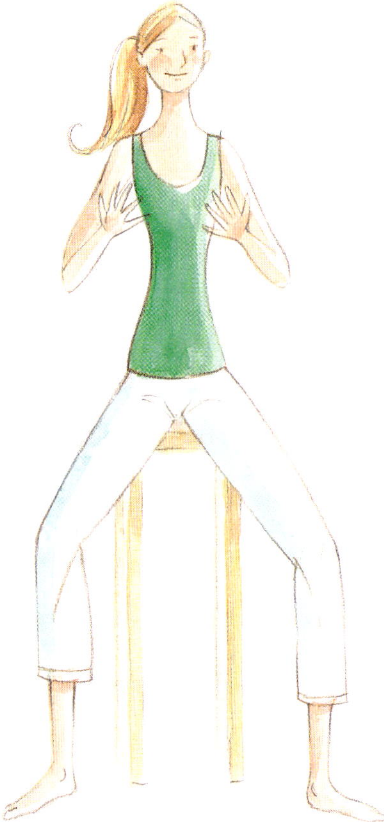

- Beim Einatmen heben Sie Ihre Arme vor den Körper. Die Handflächen zeigen dabei nach oben, die Augen folgen der Armbewegung. Auf Höhe des Gesichts drehen Sie die Handflächen zur Decke hin und die nach oben gehobenen Arme öffnen Ihren Brustkorb.

- Die Zähne berühren sich sanft und die Lippen sind geöffnet. Lassen Sie die Luft zwischen den Zähnen ruhig und gleichmäßig entweichen, während Sie auf den Laut SSSS ausatmen. Geben Sie dabei alles Schlechte ab.

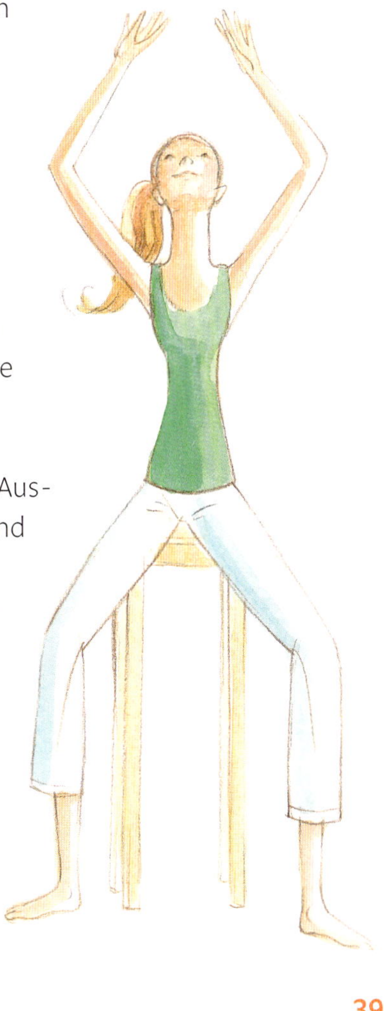

- Dann kehren Sie in die Ausgangsposition zurück und lächeln in Ihre Lunge. Stellen Sie sich vor, Sie würden den Laut noch erzeugen. Jetzt atmen Sie frische, saubere und klare Luft. Wiederholen Sie den Laut nach einer kurzen Pause 3-, 6- oder 9-mal.

Nieren

Diese Meditation schafft neue Energie.

- Schließen Sie die Beine und beugen Sie sich beim Einatmen mit gefalteten Händen nach vorne. Greifen Sie um Ihre Knie. Heben Sie nun die Arme vor den Brustkorb und runden Sie die Wirbelsäule nach hinten, sodass Sie im Rücken – im Bereich der Nieren – einen Zug verspüren. Stellen Sie sich vor, Sie blasen eine Kerze aus, die vor Ihrem Gesicht steht. Alle schlechte Energie atmen Sie dabei aus den Nieren hinaus.

- Während Sie das tun, ziehen Sie die Bauchdecke nach hinten zur Wirbelsäule. Kommen Sie danach wieder in die Ausgangsstellung zurück und lächeln Sie in Ihre Nieren. Spüren Sie den Energiegewinn?

- Wiederholen Sie diese Übung 3-, 6- oder 9-mal.

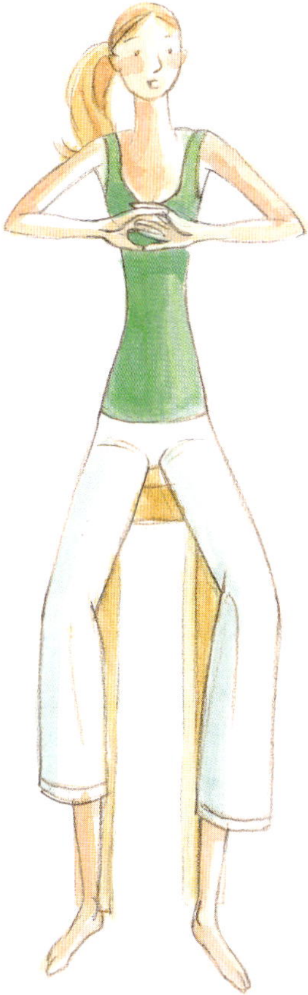

Leber

Mit dieser Meditation lassen Sie den Ärger hinter sich.

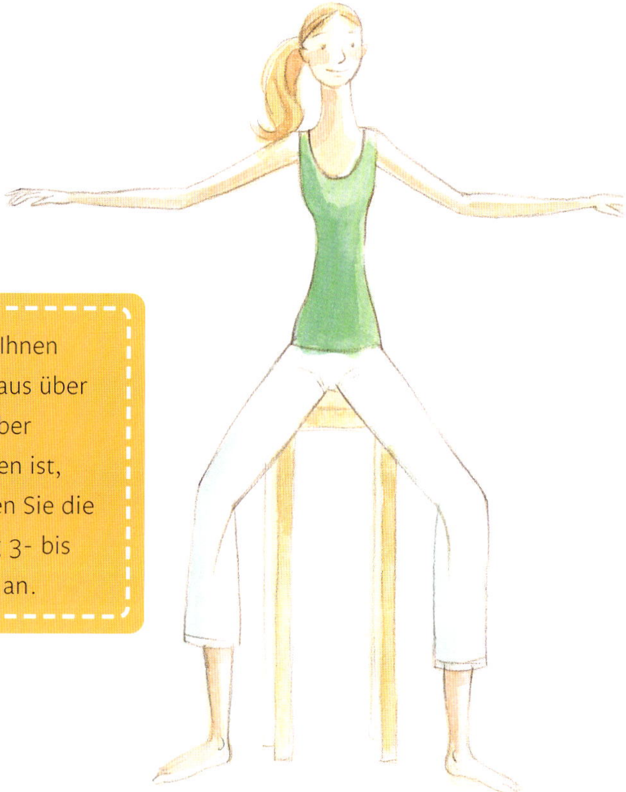

Wenn Ihnen eine Laus über die Leber gelaufen ist, wenden Sie die Übung 3- bis 6-mal an.

- Heben Sie beim Einatmen die Arme zur Seite, die Handflächen zeigen nach unten.

- Falten Sie die Hände über dem Kopf und schauen Sie die Hände an. Die Handflächen zeigen jetzt nach oben. Strecken Sie den rechten Arm etwas mehr über den Kopf, um die Leberseite des Körpers mehr zu dehnen. Mit einem leisen SCHHHH atmen Sie langsam und ruhig allen Ärger aus sich hinaus. Nach dem Ausatmen lassen Sie die Arme wieder in die Ausgangsposition kommen und schließen die Augen. Lächeln Sie in die Leber und stellen Sie sich vor, Sie würden den Laut immer noch ausführen.

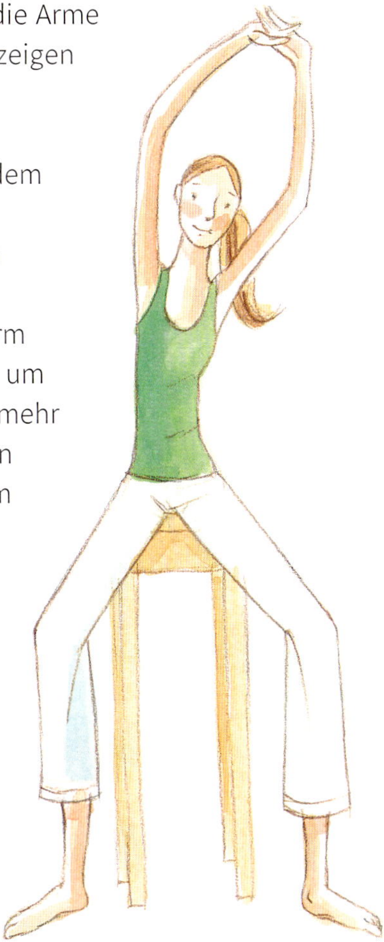

Ruhebild

»Beamen« Sie sich einfach mal für ein paar Minuten weg vom Alltag, von Lärm, Zeitdruck und anstrengenden Gesprächen.

- Setzen Sie sich bequem und aufrecht in eine einigermaßen ruhige Ecke, legen Sie die Hände auf Ihr Energiezentrum (2 Fingerbreit unter dem Bauchnabel) und schließen Sie Ihre Augen.

- Nach einigen Minuten »reisen« Sie wieder zurück!

- Lassen Sie die Atmung ganz von alleine fließen und lenken Sie alle Ihre Gedanken in Ihre Körpermitte, zum Bauchnabel, zu Ihren Händen. Spüren Sie in sich hinein.

- Und dann »beamen« Sie sich in Gedanken in ein Bild, in eine Situation, in der Sie sich völlig entspannt und glücklich gefühlt haben. Schauen Sie sich in Gedanken um, lauschen Sie den Geräuschen und nehmen Sie die Gerüche wahr!

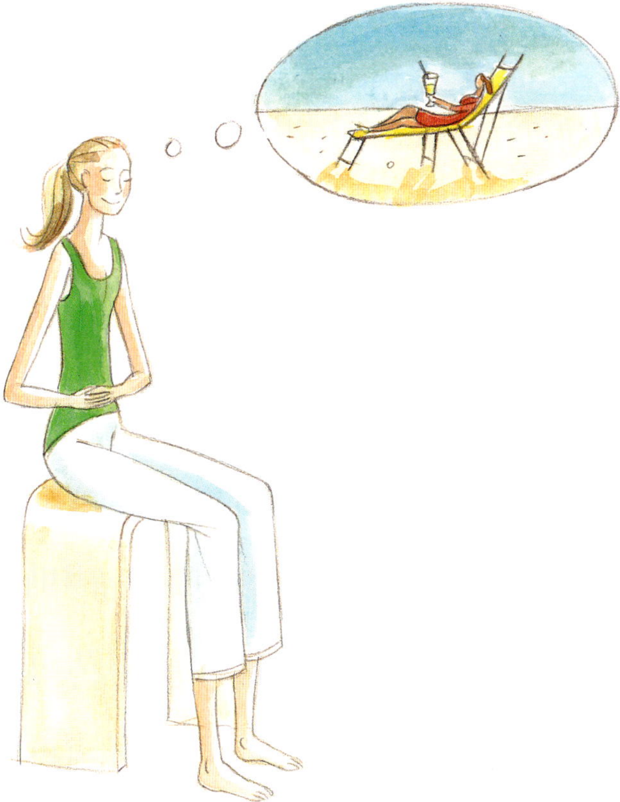

Herz

Mit dieser Meditation fallen Ungeduld, Hektik und übertriebener Ehrgeiz von Ihnen ab.

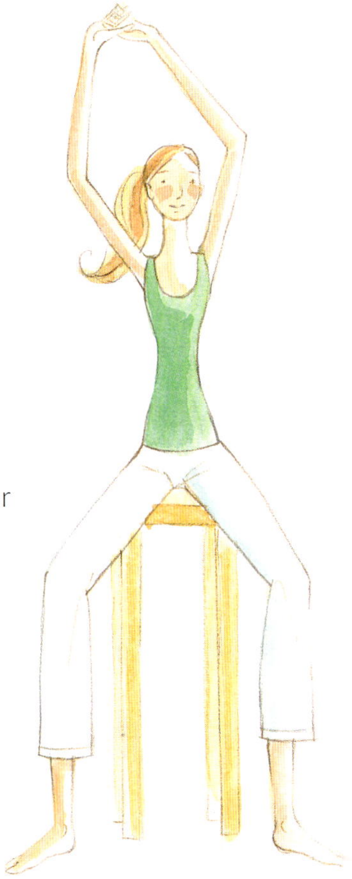

- Die Bewegung beginnt wie die Leber-Meditation: Sie heben mit dem Einatmen die Arme zur Seite, die Handflächen zeigen nach oben.

- Am Ende strecken Sie nur etwas mehr den linken Arm über den Kopf. Öffnen Sie den Mund und atmen Sie mit einem kaum hörbaren, langen und befreienden HHAAA aus.

- Während des anschließenden inneren Lächelns spüren Sie Ihr Herz ganz bewusst.

Milz

Mit dieser Meditation verfliegen Ihre Sorgen schnell und unwiederbringlich.

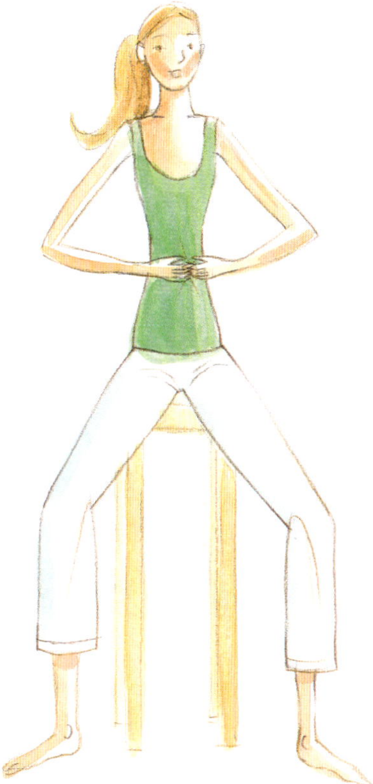

- Mit einem tiefen Einatmen legen Sie die Fingerspitzen beider Hände auf Ihren Magen. Drücken Sie Ihre Brustwirbelsäule dabei nach hinten.
- Drücken Sie nun mit den Fingern in den Magen und atmen Sie mit einem kaum hörbaren gutturalen HHUUU alle Sorgen aus der Milz und dem Magen hinaus.
- In der Ruhephase genießen Sie das innere Lächeln und spüren dem Milzlaut nach.

Drei-Erwärmer

Eine Meditation, die Stress abbaut und das Einschlafen fördert.
Mit dieser Meditation können Sie den Ärger des Tages ablegen und sich von allem frei machen, was Sie belastet.

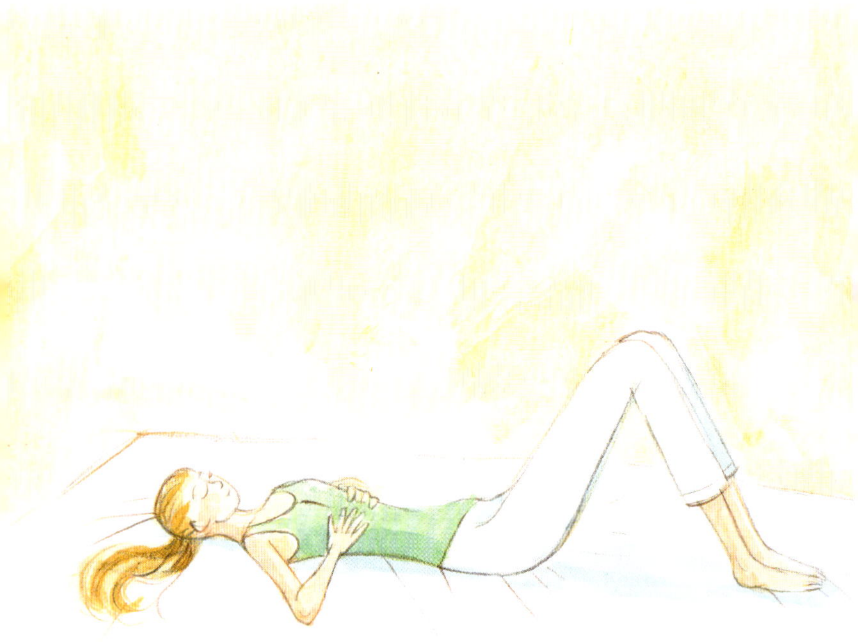

- In der Rückenlage liegen beide Arme neben dem Körper, die Handflächen zeigen zur Decke.

- Nun atmen Sie zuerst in Ihren Brustkorb und danach in den Bauch. Dabei heben sich nacheinander das Brustbein, der Brustkorb und anschließend die Bauchdecke.

- Mit einem HHIII, das nicht zu hören ist, lassen Sie die Luft durch Ihren Mund entweichen. Dabei senken sich zuerst das Brustbein, dann der Brustkorb, zuletzt die Bauchdecke. Es ergibt sich eine wellenförmige Bewegung. Wenn Ihnen das gelingt, können Sie die Massagewirkung für die inneren Organe direkt spüren.

Die Hi-Atmung ist ein guter Abschluss für die heilenden Laute. Sie empfiehlt sich generell, um Stress zu reduzieren oder um abends im Bett leichter einzuschlafen.

Einfach nur entspannen . . .

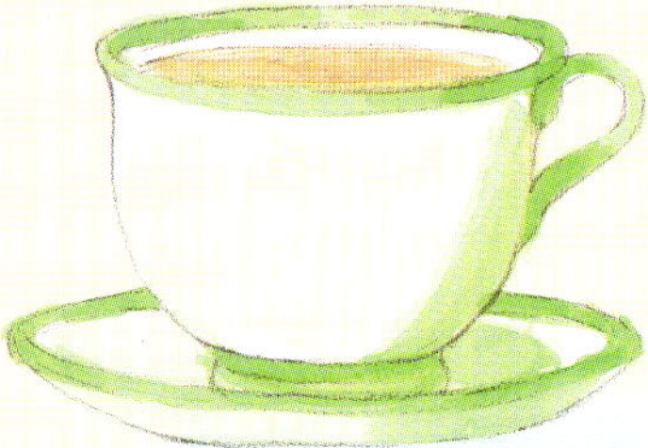

Es gibt so Tage, an denen eigentlich alles wunderbar läuft, man hat das Gefühl, endlich mal die Dinge und das eigene Leben im Griff zu haben, man bringt die optimale Leistung und trotzdem bleibt da der hartnäckige Wunsch nach einer kleinen Pause, nach ein bisschen Besinnung auf sich selbst. Nur zu: Denn wer sich seine Freiräume gönnt, kann langfristig mit Belastungen besser umgehen und den Alltag mit Spaß und Freude bewältigen.

Mir gehts so gut ...

Schaffen Sie sich für diese Entspannungsübung eine schöne ruhige Umgebung. Vielleicht können Sie sich dabei sogar frische Luft um die Nase wehen lassen!

- Setzen Sie sich seitlich an die Wand und rollen Sie sich dann langsam auf den Rücken, mit den Beinen an der Wand. Das Gesäß soll ganz an der Wand anliegen, die Arme liegen locker neben dem Körper.

- Führen Sie die Fußsohlen aneinander und lassen Sie die Beine leicht auseinanderfallen. Schließen Sie die Augen, atmen Sie ruhig und gleichmäßig und geben Sie mit jedem Ausatmen Spannung an den Boden ab.

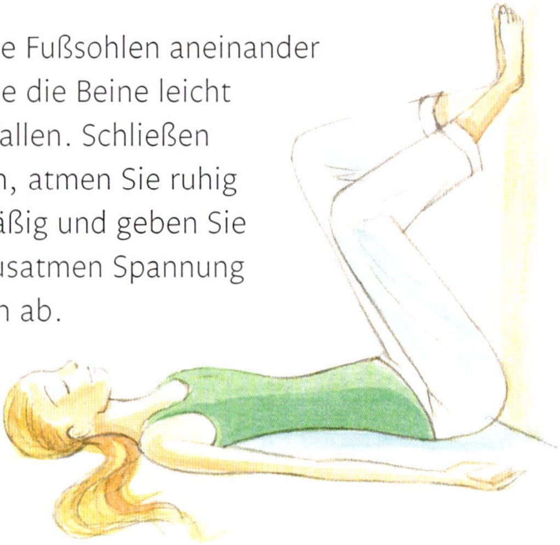

- Die gleiche Position können Sie mit langen, leicht gegrätschten Beinen ausführen. Hierbei wird der Rückfluss des Blutes von den Beinen zum Bauch und zum Herzen gefördert. Das Nervensystem entspannt sich und neue Energie kann fließen.

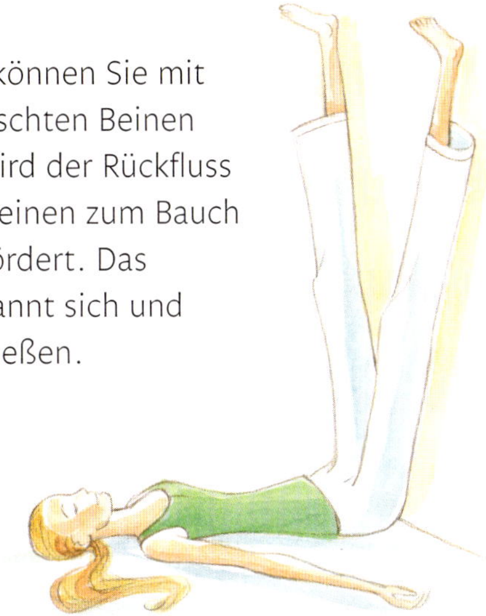

- Diese Position tut besonders gut nach einem langen Tag, an dem Sie viel sitzen mussten. Die Lendenwirbelsäule wird mobilisiert, der Brustkorb geöffnet und »dicke Beine« können entspannen. Legen Sie dazu eine dicke gerollte Decke oder ein dickes Kissen unter den Rücken, wobei das Becken am Boden liegen sollte. Schmerzen sollten Sie in dieser Position nicht haben!

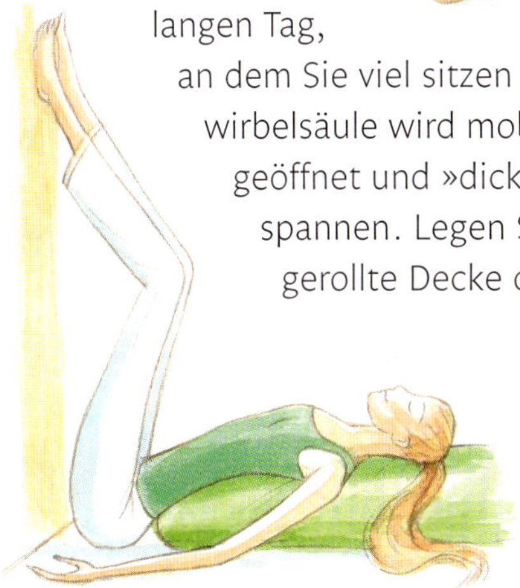

Wie ein Käfer auf dem Rücken

Bleiben Sie nach dem Aufwachen einfach noch ein bisschen in Ihrem Bett. Führen Sie die folgende Übung in der Rückenlage aus (wie ein Käfer, der versehentlich auf den Rücken geplumpst ist):

- Ziehen Sie beide Beine an und umfassen Sie die Knie vor dem Brustkorb. Der Kopf und der Körper bleiben dabei entspannt liegen.

- Nun schaukeln Sie ganz locker und leicht erst von der rechten Körperseite zur linken und dann vor und zurück.

Gibt es Bereiche im Rücken, die Sie besonders spüren, die sich verspannt anfühlen? Wenn ja, können Sie diese Bereiche mit den kleinen, kreisenden Schaukelbewegungen massieren.

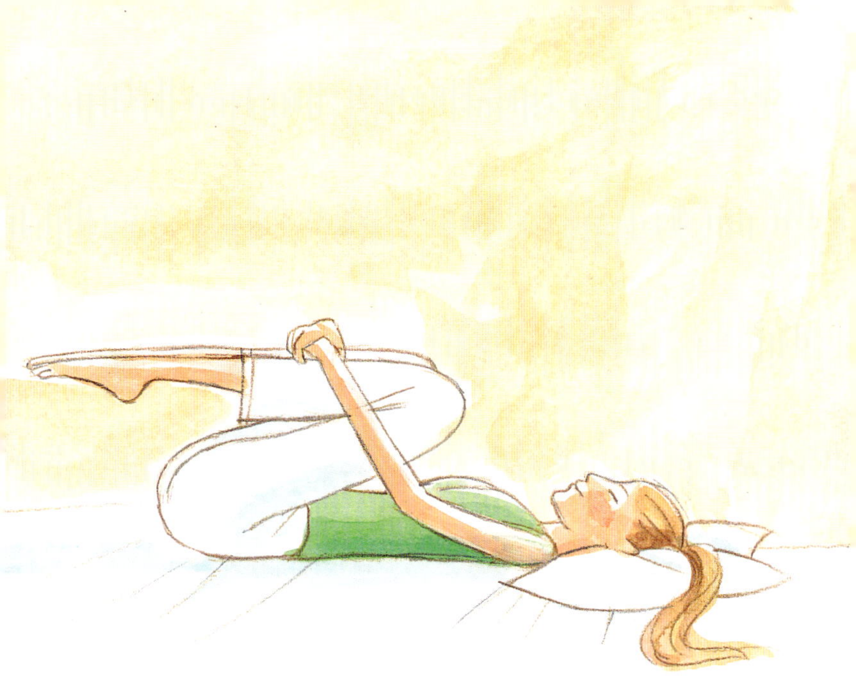

- Zum Abschluss kreisen Sie mit dem Rücken langsam auf der Unterlage. Beginnen Sie im Uhrzeigersinn – schaukeln Sie ein wenig zur linken Seite, kreisen Sie weiter zu Ihrer Lendenwirbelsäule und dann langsam wieder über die rechte Seite zurück auf den ganzen Rücken.

- Nach 3 Kreisen im Uhrzeigersinn wechseln Sie die Richtung.

Wie ein Kind

In dieser Position ist man völlig entspannt und fühlt sich nach einigen Minuten sehr wohl. Die Rückenmuskeln werden gedehnt, die Blutzirkulation wird angeregt und die Bauchorgane werden leicht massiert. Hilfreich ist diese Stellung besonders bei Menstruationsbeschwerden, allgemeinen Bauchschmerzen und Verdauungsproblemen.

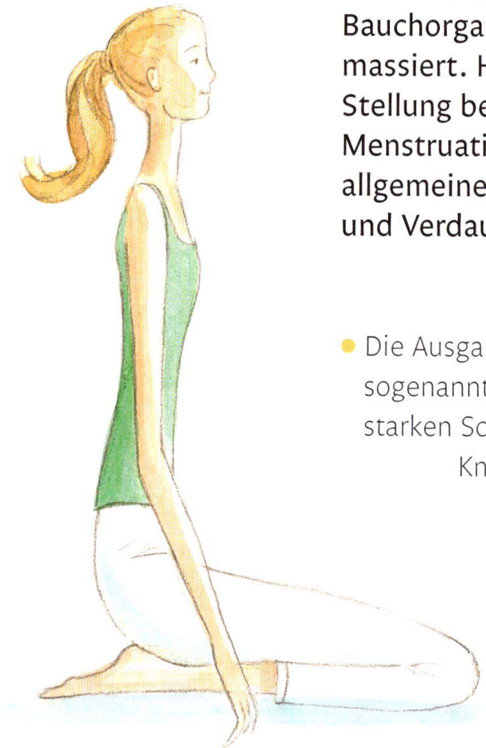

- Die Ausgangsstellung ist der sogenannte Kniesitz. Bei starken Schmerzen in den Kniegelenken können Sie auch über den Vierfüßlerstand in die sogenannte Kindstellung kommen.

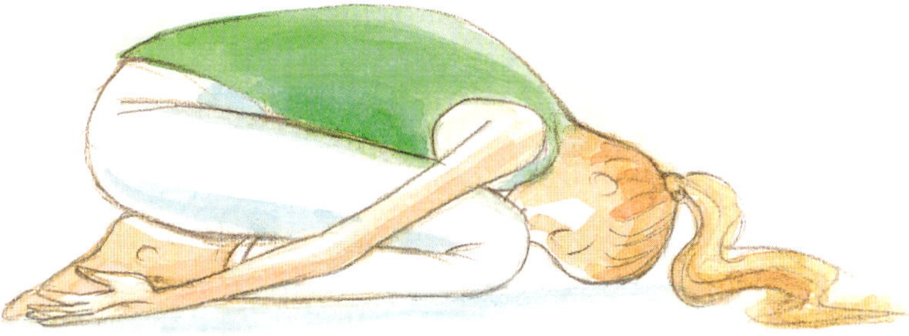

- Zu Beginn des Trainings sollten Sie in der Position die Hände unter die Stirn legen. Dadurch befindet sich der Kopf noch nicht so weit unten wie in der folgenden Position:

- Legen Sie – sobald Sie geübt sind – die Arme neben dem Körper nach hinten. Die Stirn berührt direkt den Boden. Finden Sie die für sich angenehmste Position. Fühlen Sie in Ihren Körper hinein. Was tut Ihnen gut? Genießen Sie die Entspannung!

Falls Sie Ihre Stirn nicht einfach auf den Boden legen wollen, können Sie unter die Stirn ein Kissen schieben.

In einer anderen Welt

Schon 10 bis 15 Minuten Tiefenentspannung am Tag bringen Ihnen die Energie zurück, die Sie im Alltag verbraucht haben.

- Diese Position wird »Totenstellung« genannt. Legen Sie sich dafür auf den Rücken. Die Beine sind leicht geöffnet, die Arme liegen mit den Handflächen nach oben ganz locker neben dem Körper. Der Kopf ist entspannt, die Augen sind geschlossen.

- Atmen Sie tief und ruhig für zirka 10 Minuten. Konzentrieren Sie sich auf die Atmung und lenken Sie all Ihre Gedanken in Ihren Körper. Spüren Sie Ihren Körper ganz bewusst!

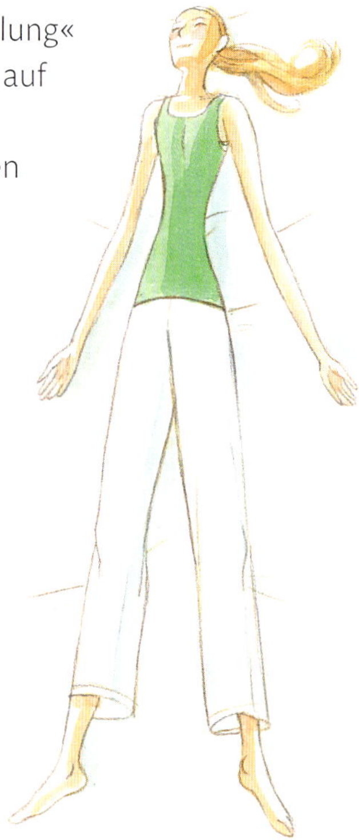

- Wenn Sie Spannungen spüren, atmen Sie diese aus und atmen Sie Gutes, Entspannendes ein! Kommen Sie dann langsam zurück in die Wirklichkeit.

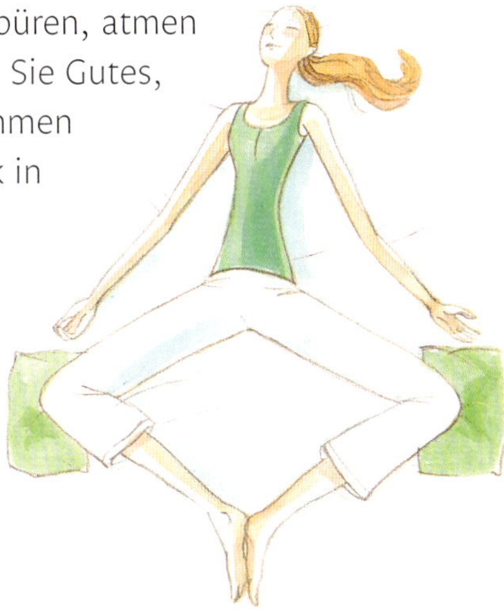

- Der gleiche Ablauf gilt für diese Position in der Rückenlage. Hier werden die Fußsohlen aneinandergelegt und die Knie auf Kissen gelegt. In dieser Stellung kann die Spannung im Beckenbereich und in der Lendenwirbelsäule besonders gut abfließen.

Die Tiefenentspannung hat folgende Wirkungen: Stresshormone werden abgebaut, der Kreislauf kommt zur Ruhe, die Arterienwände können sich somit entspannen. Das Immunsystem wird angeregt, Reparaturvorgänge im Körper werden angekurbelt und Ihr Geist kommt zur Ruhe.

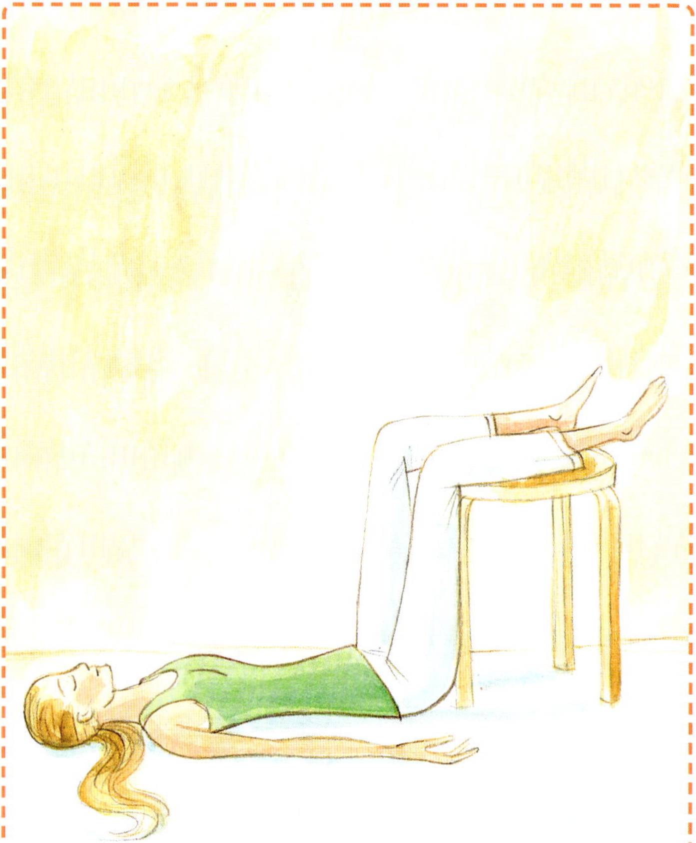

Beine auf dem Hocker

Nach einem langen Tag, an dem Sie schwer gehoben haben, lange sitzen mussten und Ihren Rücken noch auf die ein oder andere Art traktiert haben, braucht auch er ein wenig Entspannung.

- Stellen Sie einen Hocker vor sich. Legen Sie sich auf den Rücken, die Arme leicht seitlich abgespreizt mit den Handflächen nach oben, die Unterschenkel auf dem Hocker platziert.

- Schließen Sie nun die Augen und spüren Sie, wie Ihre Rückenmuskulatur sich langsam entspannt. Verlassen Sie diese Position erst, wenn Sie das Gefühl haben, Ihr Rücken ist vollkommen frei von Verspannungen.

- Ziehen Sie Ihre Knie zum Brustkorb und rollen Sie sich auf die Seite. Kommen Sie dann über den Sitz langsam nach oben in den Stand.

Atmen, atmen, atmen . . .

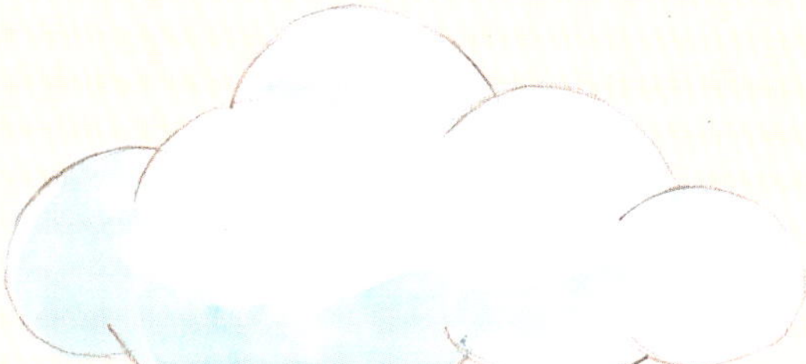

Die Yogis wussten das schon immer, nun gibt es aber auch für uns genügend Untersuchungen, die die positiven Wirkungen von Atemtraining beweisen. Durch die Atmung wird unser ganzer Organismus mit Sauerstoff versorgt. Nur dadurch können neue Zellen entstehen.

Die Atmung ist etwas ganz Besonderes, weil sie unterbewusst abläuft, und trotzdem können wir durch bewusst ausgeführte Atemübungen unserem Körper Gutes tun. Sie werden es direkt spüren!

In den Bauch hinein

Die Bauchatmung gehört zu einer Abfolge von drei Atemübungen aus dem Yoga, die Ihnen auf den folgenden Seiten vorgestellt werden.

- Für die Bauchatmung platzieren Sie bitte Ihre Hände mit ausgebreiteten Fingern auf dem Bauch.

- Lenken Sie beim Einatmen die Luft in den Bauchraum. Dabei senkt sich das Zwerchfell nach unten, die Lungenbasis füllt sich mit Luft und die Bauchdecke wölbt sich leicht nach oben.

- Bei der Ausatmung bewegt sich der Bauchnabel zurück zur Körpermitte.

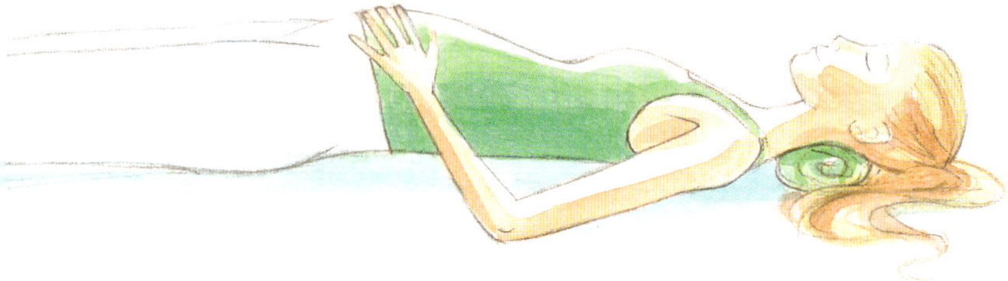

In den Brustkorb hinein

Beherrschen Sie die Brustkorbatmung, werden Sie nicht mehr so schnell aus der Ruhe geraten, egal ob im Beruf oder in der Freizeit.

- Für die Brustkorbatmung kommen die Hände rechts und links an die Rippen, die Ellbogen wandern zur Seite.

- Atmen Sie nun so in den Brustkorb ein, dass sich das Brustbein leicht anhebt und die Rippen zur Seite und nach hinten öffnen.

- Die Ein- und Ausatmung ähnelt in ihrem Ablauf einem Blasebalg.

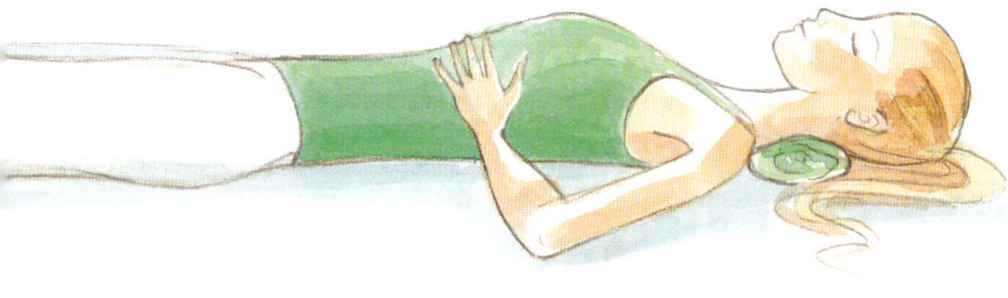

Unter das Schlüsselbein

Auch die Schlüsselbeinatmung liefert einen schnellen Entspannungseffekt und hilft übermäßigen Stress abzubauen.

- Für die dritte Atmungsart, die Schlüsselbeinatmung, legen Sie Ihre Hände über Kreuz auf Ihre Schlüsselbeine. Heben Sie beim Einatmen Ihre Schlüsselbeine.

- Beim Ausatmen senken sich die Schlüsselbeine wieder. Es handelt sich um kurze Atemzüge, die besonders die obere Lungenpartie durchlüften.

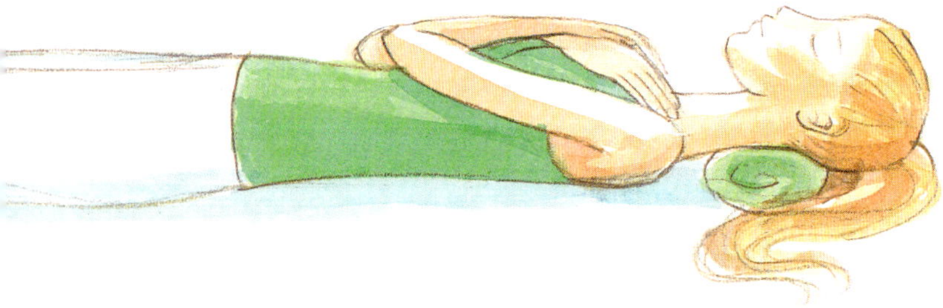

Wenn Sie die Atmungsarten alle verinnerlicht haben, dann können Sie sie miteinander verbinden:

- Legen Sie eine Hand auf das Brustbein, die andere auf den Bauch, atmen Sie in alle Körperbereiche – Bauch, Brustkorb und Schlüsselbein – ein und versuchen Sie auf die doppelte Zeit langsam auszuatmen.

- Entspannen Sie sich nach zirka 5 Atemzügen und spüren Sie, wie Ihre Atmung leichter wird. Vielleicht sind Sie überrascht, wie ruhig Ihre Atmung geworden ist und wie ruhig Sie sind.

- Wenn es nicht gleich klappt und Sie außer Atem sind, ist das für den Anfang normal. Probieren Sie es einfach noch einmal!

Die vollständige Atmung verbindet die Bauch-, Brust- und Schlüsselbeinatmung zu einer wellenförmig verlaufenden Atembewegung. Um eine entspannte Position einnehmen zu können, dürfen Sie sich bei Bedarf ein Handtuch oder ein Kissen unter den Nacken legen.

Für zwischendurch

Wenn Sie sich müde, schlapp oder auch genervt fühlen – »atmen« hilft immer. Klinken Sie sich für ein paar Minuten aus und atmen Sie einfach!

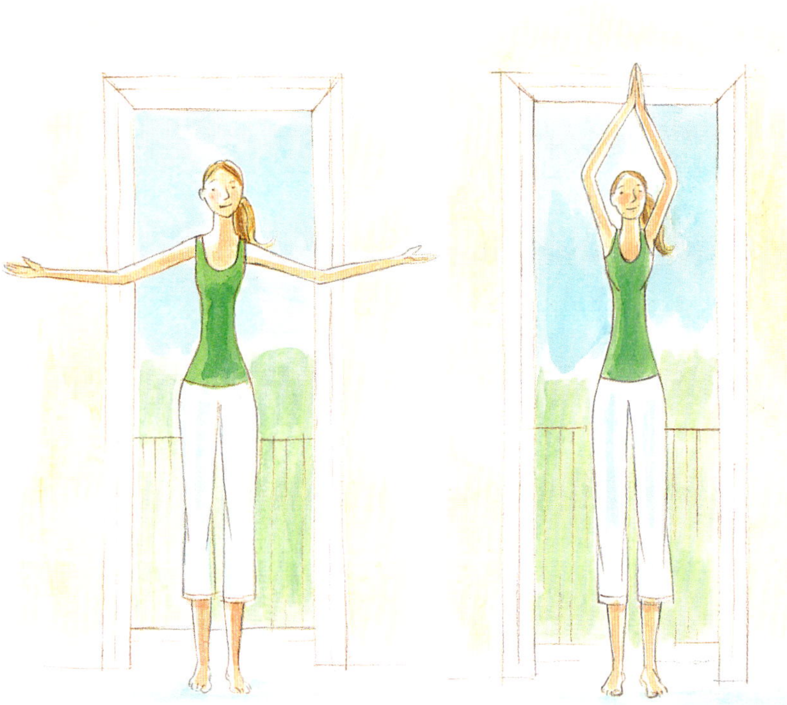

- Öffnen Sie Ihre Arme im aufrechten Stand mit einer tiefen Einatmung zur Seite und führen Sie sie nach oben über den Kopf.

- Die Handflächen liegen in der Gebetsposition aufeinander. Schauen Sie zu Ihren Händen und strecken Sie sie lang nach oben.

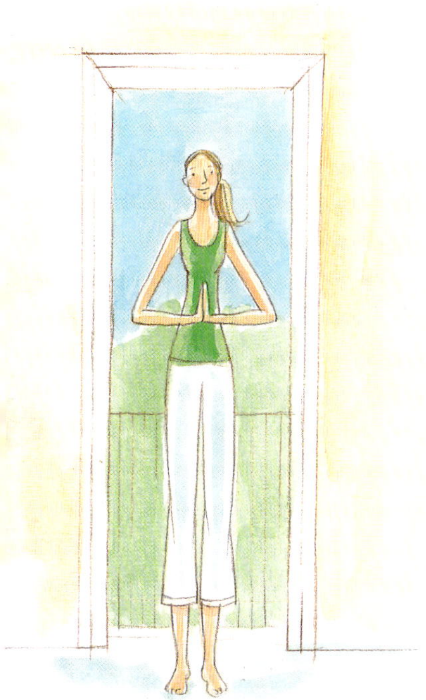

- Mit der Ausatmung führen Sie die Hände vor das Brustbein.

- Mit dem nächsten Einatmen die Hände wieder über den Kopf heben und mit der Ausatmung die Arme öffnen und zurück in die Ausgangsstellung führen.

Mal links, mal rechts

Die Wechselatmung ist eine der wichtigsten und effektivsten Atemübungen, um unseren Organismus zu harmonisieren und gesund zu erhalten. Sie erhöht die Lungenkapazität, trainiert das Herz-Kreislauf-System und öffnet die Atemwege.

Bei regelmäßigem Üben werden Sie schnell merken, wie die Wechselatmung Sie zur Ruhe bringt und Sie alles um sich herum vergessen können. Sie dient auch als Vorstufe zur Meditation.

- Nehmen Sie für die Wechselatmung eine bequeme Sitzposition ein. Das kann der Lotossitz sein, der halbe Lotossitz, der Schneidersitz oder auch eine Sitzposition auf einem Stuhl. Wichtig ist, dass der Rücken aufgerichtet ist. Schließen Sie nun Ihre Augen. Legen Sie den kleinen Finger und den Ringfinger der rechten

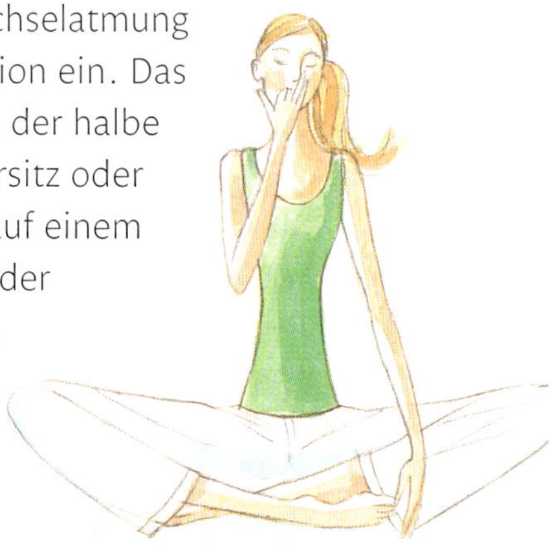

Hand an Ihr linkes Nasenloch. Zeigefinger und Mittelfinger sind nach unten zur Handinnenseite gebeugt.

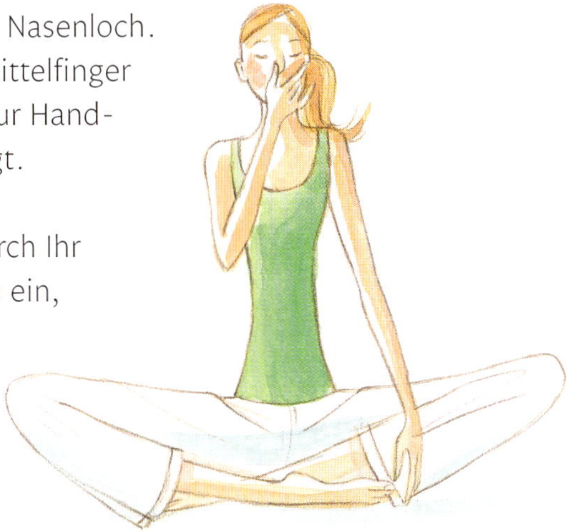

- Atmen Sie nun durch Ihr rechtes Nasenloch ein, schließen Sie dieses mit dem rechten Daumen und lassen Sie den Atem kurz ruhen. Dann lösen Sie die Finger von Ihrem linken Nasenloch und atmen durch dieses langsam aus. Die nächste Einatmung erfolgt durch das linke Nasenloch, die nächste Ausatmung durch das rechte – daher der Name »Wechselatmung«.

Sie können die Wechselatmung variieren, indem Sie Zeige- und Mittelfinger während der Übung auf die Stirn zwischen den Augenbrauen legen, anstatt sie abzuwinkeln.

Bibliographische Information der Deutschen Bibliothek

Die Deutsche Bibliothek verzeichnet diese Publikation in der Deutschen Nationalbibliographie; detaillierte bibliographische Daten sind im Internet über http://dnb.ddb.de abrufbar.

BLV Buchverlag GmbH & Co. KG
80797 München

Umschlaggestaltung und
Layoutkonzept Innenteil:
Eva Schindler
Grafiken und Umschlag-
illustrationen:
Ulrike Haseloff

Lektorat: Annette Maas
Herstellung: Angelika Tröger
Layout und Satz:
Uhl + Massopust GmbH, Aalen

Gedruckt auf chlorfrei
gebleichtem Papier

Printed in Germany
ISBN 978-3-8354-0417-5

Hinweis

Das vorliegende Buch wurde sorgfältig erarbeitet. Dennoch erfolgen alle Angaben ohne Gewähr. Weder Autor noch Verlag können für eventuelle Nachteile oder Schäden, die aus den im Buch vorgestellten Informationen resultieren, eine Haftung übernehmen.